BEI GRIN MACHT SICH IHR WISSEN BEZAHLT

- Wir veröffentlichen Ihre Hausarbeit,
  Bachelor- und Masterarbeit

- Ihr eigenes eBook und Buch -
  weltweit in allen wichtigen Shops

- Verdienen Sie an jedem Verkauf

**Jetzt bei www.GRIN.com hochladen
und kostenlos publizieren**

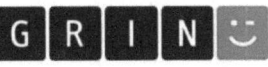

Das Risiko einer Arbeitsunfähigkeit für Erwerbstätige in bestimmten Berufsgruppen in Deutschland

Eine Analyse mithilfe des Mikrozensus

Daniela Kaminski

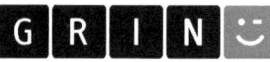

Bibliografische Information der Deutschen Nationalbibliothek:

Die Deutsche Nationalbibliothek verzeichnet diese Publikation in der Deutschen Nationalbibliografie; detaillierte bibliografische Daten sind im Internet über http://dnb.d-nb.de abrufbar.

ISBN: 9783346404084
Dieses Buch ist auch als E-Book erhältlich.

Druck und Bindung: Books on Demand GmbH, Norderstedt Germany
Gedruckt auf säurefreiem Papier aus verantwortungsvollen Quellen

Das vorliegende Werk wurde sorgfältig erarbeitet. Dennoch übernehmen Autoren und Verlag für die Richtigkeit von Angaben, Hinweisen, Links und Ratschlägen sowie eventuelle Druckfehler keine Haftung.

Das Buch bei GRIN: https://www.grin.com/document/1012035

Universität Bielefeld

Fakultät für Gesundheitswissenschaften

Studiengang: Public Health

Methoden demografischer Analyse von Survey Daten

Sommersemester 2019

Das Risiko einer Arbeitsunfähigkeit für Erwerbstätige in bestimmten Berufsgruppen in Deutschland

Eine Analyse mithilfe des Mikrozensus

Daniela Kaminski

Datum der Einreichung: 23.09.2019

Inhaltsverzeichnis

Abbildungsverzeichnis

Tabellenverzeichnis

1. Einleitung

Die Erwerbstätigkeit ist für viele Menschen eine feste Einkommensquelle zur Sicherung des eigenen Lebensunterhaltes. Zusätzlich ermöglicht sie soziale Kontakte, ein erhöhtes soziales Ansehen und strukturiert den Tag (Schlick, Luczak, & Bruder, 2010). In der heutigen Gesellschaft hat Arbeit für Erwerbstätige außerdem den Zweck der Selbstverwirklichung und Sinnhaftigkeit. Welche Tätigkeit für den Einzelnen jedoch als sinnhaft und damit gesundheitsförderlich erlebt wird, hängt von seinen Idealen und Wertvorstellungen ab. Wie die Arbeit erlebt wird, hat somit Auswirkungen auf das Wohlbefinden und die Qualität der erbrachten Leistungen (Badura, Ducki, Schröder, Klose, & Meyer, 2018).

37 Mio. Menschen waren 2016 abhängig beschäftigt, 4,3 Mio. waren selbständig. 25,8 Mio. arbeiteten als Angestellte, 7,7 Mio. als Arbeiter, 2,0 Mio. als Beamte und 1,5 Mio. als Auszubildende. Zwischen 2011 und 2016 stieg die Zahl der Erwerbstätigen von 38,9 Mio. auf 41,3 Mio. an (Brenscheidt, Siefer, Hinnenkamp, & Hünefeld, 2018). Aktuellen Berechnungen zufolge sind in Deutschland momentan ca. 45,1 Mio. Menschen erwerbstätig, das ist eine Erwerbstätigenquote von 75,9 % (Statistisches Bundesamt, 2018). Aufgrund des demographischen Wandels und der damit einhergehenden Veränderungen der Arbeitswelt kommt dem Verlust von Arbeitskraft durch arbeitsbezogene Fehlzeiten eine immer größer werdende Bedeutung zu (Du Prel, March, Schröder, & Peter, 2015). Die Arbeitsunfähigkeit in Deutschland unterliegt einer stetigen Veränderung, in der Anzahl der Krankheitstage je Fall, der Dauer der Arbeitsunfähigkeit, in der Verteilung der Erkrankungen, des Alters und Geschlechts, die zu einer Krankschreibung führen (Bundesministerium für Arbeit und Soziales, 2014). Risiken für eine Arbeitsunfähigkeit resultieren neben Erkrankungen aus körperlicher oder psychischer Überanstrengung, aus Unfällen, Verletzungen oder entstehen auf dem Weg zum Arbeitsplatz (Schlick et al., 2010). Arbeitsunfähigkeit ist kostenintensiv und hat eine hohe wirtschaftliche und sozialpolitische Bedeutung (Pohrt, Seiffert, & Möhner, 2012). Schätzungen des Bundesministeriums für Arbeit und Soziales zufolge kam es im Jahr 2016 durch insgesamt 674,5 Mio. Arbeitsunfähigkeitstage zu Produktionsausfällen von 75 Mrd. Euro. 1,8 Mio. Erwerbsjahre fielen aus. Gleichzeitig wurden im Jahr 2017 12,3 Mrd. Euro Krankengelder ausgegeben, ein Anstieg von 6 % zum Vorjahr (Bundesministerium für Arbeit und Soziales, 2017). Die Ausgaben der Gesetzlichen Krankenversicherung beliefen sich 2018 auf knapp 238 Mrd. Euro (Bundesministerium für Gesundheit, 2018).

Die aktuelle Lage auf dem Arbeitsmarkt gestaltet sich so, dass die Belastungen während der Arbeit steigen, der Anteil älterer Beschäftigter steigt und die Lebensarbeitszeit zunimmt, somit wird ein zunehmender Anteil an Beschäftigten mit gesundheitlichen Einschränkungen erwerbstätig sein. Dies hat Auswirkungen auf die Arbeitsfähigkeit. Folglich ist es aus gesundheitspolitischer und volkswirtschaftlicher Sicht von Interesse, Gruppen von Erwerbstätigen zu identifizieren, die verstärkt von Arbeitsunfähigkeiten betroffen sind (Peter & Hasselhorn, 2013). Es ist nicht neu, dass vor allem ältere Beschäftigte weniger körperlich fit sind als jüngere und eine höhere Krankheitslast tragen (Burr, Kersten, Kroll, & Hasselhorn, 2013). Spiegelt sich die Assoziation Alter und Krankheitslast jedoch wirklich in der Häufigkeit der Arbeitsunfähigkeit wider und welche Berufsgruppen sind häufiger arbeitsunfähig als andere bzw. wo ist die Arbeitsunfähigkeit besonders lang? Diese Gedanken sollen in dieser Arbeit mit Hilfe der Fragestellung „Welche Berufsgruppen sind besonders häufig arbeitsunfähig und weisen die höchste Krankenlast in Deutschland auf?" nachgegangen werden. Für die Analysen werden die Daten des CAMPUS Files zum Mikrozensus 2010 verwendet. Mithilfe der Daten des Mikrozensus werden besonders die Auswirkungen des Alters, des sozioökonomischen Status und des Berufs auf die Arbeitsunfähigkeit betrachtet.

In den nun nachfolgenden Kapiteln werden zunächst allgemeine Daten der Krankenkassen zu Arbeitsunfähigkeit in Deutschland herangezogen, um das Thema umfassend zu erläutern. Anschließend werden Daten zu Arbeitsunfähigkeit in unterschiedlichen Gruppen betrachtet, sowie die Gründe für Arbeitsunfähigkeit erläutert. Danach erfolgt der Methodikteil in dem der Mikrozensus beschrieben und das Vorgehen im Datensatz erläutert wird. Nachfolgend werden die Daten des Mikrozensus mit Hilfe deskriptiver Statistik aufgearbeitet. Es folgt eine Diskussion der Ergebnisse sowie die Erläuterung der Limitationen. Zuletzt erfolgt ein Fazit. Zur besseren Lesbarkeit wird in dieser Arbeit auf geschlechtsspezifische Formulierungen verzichtet. Soweit personenbezogene Bezeichnungen nur in männlicher Form angeführt sind, beziehen sie sich auf Männer und Frauen in gleicher Weise.

2. Arbeitsunfähigkeit

Arbeitsunfähigkeit ist ein funktionaler Begriff, der gezielt mit dem zuletzt ausgeübten Beruf in Verbindung steht und krankheitsbedingt verursacht sein muss (Burggraf, 2016). Unter einer Arbeitsunfähigkeit wird ein Zustand verstanden, bei dem es der betreffenden Person nicht möglich ist, in der bestehenden Tätigkeit weiterzuarbeiten ohne die Gesundheit langfristig zu schädigen. Die Tatsache erkrankt zu sein, ist noch kein Grund, krankgeschrieben zu werden. Der Arzt wägt immer ab, ob es dem Patienten zumutbar ist weiterzuarbeiten oder nicht. Eine teilweise oder verminderte Arbeitsfähigkeit gibt es nicht (Gabler Wirtschaftslexikon). Der Anteil der Beschäftigten, die in einem Jahr mindestens einmal krankgeschrieben wurden, wird als Arbeitsunfähigkeitsquote bezeichnet. 2017 betrug diese bei AOK- Mitgliedern 53,4 %. Gleichzeitig wurden 46,6 % nicht krankgeschrieben (Badura et al., 2018). Bei den Technikerkrankenkassen lag die Arbeitsunfähigkeitsquote im Jahr 2017 bei 53,2 % für Frauen und 45,8 % für Männer. Im Jahr 2017 wurden bei Mitgliedern der Techniker Krankenkasse insgesamt 5,79 Mio. Arbeitsunfähigkeitsfälle und 77 Mio. Fehltage registriert. Dadurch lässt sich für 2017 ein Krankenstand von 4,14 % berechnen, das entspricht einer durchschnittlich gemeldeten erkrankungsbedingten Fehlzeit von 15,1 Tagen je Erwerbsperson (Techniker Krankenkasse, 2018). Laut DAK Gesundheitsreport dauerte ein Arbeitsunfähigkeitsfall 2017 durchschnittlich 12,4 Tage. Dabei machten Arbeitsunfähigkeitsfälle von ein bis drei Tagen 35,1 %, vier bis sieben Tagen 31,1 % und acht bis vierzehn Tage 17,8 % aus.12,1 % waren 15 bis 42 Tage arbeitsunfähig. 3,9 % galten mit mehr als sechs Wochen als langfristig arbeitsunfähig. Die Erkrankungshäufigkeit lag 2017 bei 120,7 Erkrankungsfällen je 100 Versicherter (IGES Institut, 2018). Im nun folgenden Kapitel wird die Verbreitung von Arbeitsunfähigkeit in unterschiedlichen Bereichen wie Alter, Bildungsstand und Berufsgruppe betrachtet.

2.1. Verbreitung der Arbeitsunfähigkeit in unterschiedlichen Gruppen

Alter

Die Verteilung der Arbeitsunfähigkeit ist vor allem in den Altersgruppen unterschiedlich. Je 100 GKV Mitgliedern gab es in der Altersgruppe zwischen 15 und 20 Jahren 173 Krankheitsfälle. Bei den 20- bis 25- Jährigen waren es 151 Fälle, bei den 30- bis 35- Jährigen nur noch 110, im Alter stieg die Anzahl der Fälle dann erneut an auf 147 Fälle. Die Anzahl ist jedoch immer noch deutlich geringer als bei den jüngeren Mitgliedern. Anders zeigte es sich bei der Dauer der Krankheitsfälle. Dort waren es im Alter zwischen 15 und 20 Jahren nur 5 Tage, bei den 20- bis 25-Jährigen 6 Tage und im Alter bis 65 Jahren 24 Tage. Jüngere Arbeitnehmer werden somit in der Regel zwar häufiger krank, allerdings meist nur wenige Tage. Ältere Arbeitnehmer fallen hingegen länger aus. (Bundesministerium für Arbeit und Soziales, 2014). Dies liegt zum einen daran, dass Ältere häufig von mehreren Erkrankungen gleichzeitig betroffen sind, aber auch daran, dass sich das Krankheitsspektrum verändert (Storm, Marschall, Hildebrandt-Heene, Sydow, & Nolting, 2017).

Bildung und sozioökonomischer Status

Laut Fehlzeitenreport 2018 sinkt der Krankenstand mit steigendem Ausbildungsniveau. Den höchsten Krankenstand wiesen daher Beschäftigte ohne beruflichen Abschluss mit 6 % auf, gefolgt von Beschäftigten mit einer Berufsausbildung mit 5,7%. Beschäftigte mit Diplom, Master oder Staatsexamen lagen mit 2,8 % (Bachelor 2,3%) deutlich darunter. Den geringsten Krankenstand wiesen Beschäftigte mit Promotion mit 2 % auf (Badura et al., 2018). Männer ohne beruflichen Abschluss wiesen durchschnittlich 18,6 Krankentage pro Jahr auf, Frauen 21,8. Bei den abgeschlossenen Berufsausbildungen waren es 16,8 Tage bei Männern und 18,1 Tage bei Frauen. Bei den Beschäftigten mit Universitätsabschluss waren es bei Männern zwischen 8,3 und 5,8 Tagen, bei Frauen zwischen 12,6 und 8,1 Tagen pro Jahr (Techniker Krankenkasse, 2018). Bei beiden Geschlechtern zeigte sich ein Zusammenhang zwischen sozioökonomischem Status und subjektiver Gesundheit. Personen mit niedrigem sozioökonomischem Status bewerten ihren eigenen Gesundheitszustand deutlich schlechter als Personen mit mittlerem oder hohem Sozialstatus. So bezeichneten 43,5 % der Frauen und 36,7% der Männer mit niedrigem Sozialstatus ihren Gesundheitszustand als mittelmäßig. Bei Personen mit hohem Sozialstatus traf das nur auf 11,8 % der Frauen und 14,2 % der Männer zu (Lampert, Kroll, Lippe, Müters, & Stolzenberg, 2013).

Berufsgruppen

Der aktuell ausgeübte Beruf hat einen entscheidenden Einfluss auf die Häufigkeit und Dauer von Arbeitsunfähigkeit. Durch den Beruf bestehen unterschiedliche gesundheitsbezogene Risiken als Folge der Belastungen am Arbeitsplatz (Techniker Krankenkasse, 2018). Den höchsten Krankenstand hatten 2017 Beschäftigte in den Branchen Energie, Wasser, Entsorgung und Bergbau mit 6,6 %. Ebenfalls hohe Krankenstände wiesen die Branchen öffentliche Verwaltung und Sozialversicherung mit 6,4 % auf, gefolgt von Verkehr und Transport (6 %) sowie dem Gesundheits- und Sozialwesen (5,9 %). Der niedrigste Krankenstand konnte in der Branche Banken und Versicherungen mit 3,8 % verzeichnet werden (Badura et al., 2018). Insgesamt wiesen Berufsgruppen aus dem gewerblichen Bereich wie Berufe in Ver- und Entsorgung die meisten Fehlzeiten auf. In dieser Branche kommt es häufig zu Arbeitsunfällen und starken Arbeitsbelastungen. Berufsgruppen aus dem gesundheitlichen Bereich weisen hingegen besonders hohe psychische Arbeitsbelastungen auf. Die niedrigsten Krankenstände waren bei akademischen Berufsgruppen zu verzeichnen (Badura et al., 2018). Bei den Männern wiesen 2017 die Branchen Verkehr- und Lagerberufe mit 21,4 Arbeitsunfähigkeitstagen (Frauen 25,1 Tage), Bauberufe mit 21,2 Tagen (Frauen 22,3

Tage), Metallberufe mit 21,1 Tagen (Frauen 25 Tage) und Chemiearbeiter mit 20,9 Tagen (Frauen 23,2 Tage) die häufigsten und längsten Arbeitsunfähigkeiten auf. Bei den Frauen wiesen zusätzlich Ernährungsberufe mit 22,9 Arbeitsunfähigkeitstagen und Friseure, Hauswirtschafter oder Reiniger mit 20,2 Tagen hohe Krankenstände auf (Techniker Krankenkasse, 2018). Nachfolgend werden nun die Gründe für eine Arbeitsunfähigkeit aufgeführt.

2.2. Gründe für Arbeitsunfähigkeit

Die Fehlzeiten von Beschäftigten gehen hauptsächlich auf sechs Krankheitsarten zurück. Im Jahr 2017 entstanden mehr als ein Fünftel der Fehlzeiten durch Muskel-Skelett-Erkrankungen (22,5 %). Es folgten die Atemwegserkrankungen (12,6 %), psychische Erkrankungen (11,2 %), Verletzungen (11 %) sowie Erkrankungen des Kreislaufsystems (5,5 %) und der Verdauungsorgane (4,9 %) (Badura et al., 2018). Vor allem die Zahl der psychischen Erkrankungen nimmt seit 2008 stetig zu. Von 2008 bis 2017 nahm diese um 67,5 % zu. Die durchschnittliche Falldauer psychischer Erkrankungen betrug 2017 26,1 Tage je Fall, die von Verletzungen 18,4 Tage je Fall, bei Herz- und Kreislauf-Erkrankungen waren es 17,8 Tage je Fall sowie 17,1 Tage je Fall bei Muskel- und Skelett-Erkrankungen. Auf diese vier Erkrankungen gingen 2017 60 % der durch Langzeitfälle (mehr als 6 Wochen) verursachten Fehlzeiten zurück (Badura et al., 2018). Bei den jüngeren Arbeitnehmern zwischen 15 und 19 Jahren dominierten die Atemwegserkrankungen und Verletzungen. Ältere Arbeitnehmer litten hingegen häufiger unter Muskel- und Skelett-, psychischen- oder Herz- und Kreislauf- Erkrankungen. Die meisten Fehltage durch psychische Erkrankungen entfielen auf die 35- bis 39-Jährigen (13,5 %) sowie auf die 30- bis 34-Jährigen (13,2 %) (Badura et al., 2018). Die Verteilung der Erkrankungen unter den Geschlechtern war ebenfalls verschieden. Bei Frauen waren es mit 19,8 % die psychischen Erkrankungen, die die meisten Arbeitsunfähigkeiten verursachten bei Männern mit 24,1 % die Muskel-Skelett-Erkrankungen, an zweiter Stelle folgten bei den Frauen mit 19,5 % die Muskel-Skelett-Erkrankungen bei den Männern mit 14,7 % Verletzungen und Vergiftungen. An unterster Stelle lagen bei den Frauen die Neubildungen (5,6 %) bei Männern das Verdauungssystem (5,6 %) (IGES Institut, 2018). Im nachfolgenden Kapitel wird nun das methodische Vorgehen beschrieben.

3. Methodik

Der nun folgende Teil teilt sich in zwei Bereiche. Zuerst wird näher auf den Mikrozensus, den hier ausgewählten Datensatz, eingegangen. Anschließend erfolgt eine Beschreibung des Vorgehens bei der Datenauswertung.

3.1. Der Mikrozensus

Der Mikrozensus ist die größte jährlich durchgeführte, gesetzlich angeordnete Haushaltsbefragung bei der ein Prozent der Haushalte in Deutschland und Europa befragt werden. Mikrozensus bedeutet „kleine Volkszählung". Im Gegensatz zum Zensus werden mehr und detailliertere Fragen gestellt und dadurch Informationen über wichtige Veränderungen in Wirtschaft und Gesellschaft erhoben. Es ist eine Erhebung die für das gesamte Bundesgebiet durchgeführt wird. Für den Großteil der Fragen besteht Auskunftspflicht. Im Jahr 2018 wurden in 49.840 Auswahlbezirken 375.000 Haushalte und 752.000 Personen befragt. Aufgrund des hohen Stichprobenumfangs erlaubt der Mikrozensus Auswertungen in hoher fachlicher und regionaler Differenzierung. Miteinbezogen werden alle Personen in Privathaushalten und Gemeinschaftsunterkünften am Haupt- und Nebenwohnsitz. Der Mikrozensus wird jährlich durchgeführt und die Erhebung auf alle Kalenderwochen eines Jahres verteilt. Seit 1957 liefert der Mikrozensus Informationen über die Bevölkerungsstruktur, die wirtschaftliche und die soziale Lage der Familien, Lebensgemeinschaften und Haushalte, Erwerbstätigkeit, Arbeitssuche, Aus- und Weiterbildung, Wohnverhältnisse und Gesundheit. Das Ziel des Mikrozensus ist es nicht, wie beim Zensus, die amtliche Einwohnerzahl festzustellen. Der Mikrozensus ist eine Zufallsstichprobe (einstufige Klumpenstichprobe), das heißt die Wahrscheinlichkeit für die Stichprobe ausgewählt zu werden, ist für jede Einheit gleich. Der Mikrozensus dient dazu, die Zeit zwischen zwei Volkszählungen (Zensus 2011 und 2021) zu füllen (Statistisches Bundesamt, 2019).

Der Mikrozensus wurde für diese Arbeit ausgewählt, da er eine repräsentative Querschnittsstudie für die gesamte deutsche Bevölkerung darstellt. Somit wird sichergestellt, dass sich die generierten Ergebnisse auf einen repräsentativen Teil der Bevölkerung beziehen. Im Mikrozensus werden das Alter, Geschlecht, sowie unterschiedliche Berufszweige und Beschäftigungsverhältnisse erfasst. Ein kleiner Teil wird zu Gründen und Dauer der Nichtarbeit oder Gründen für die Beendigung des Berufs erfragt. Dadurch können verschiedene Kombinationen aus Berufen, sozioökonomischen Merkmalen, Personenmerkmalen und Nichtarbeit für die Analysen genutzt werden. Zusätzlich besteht eine frei zugängliche Campus Version des Mikrozensus 2010, die speziell für den Zweck der wissenschaftlichen Lehre an Hochschulen konzipiert wurde. Bei dieser Version handelt es sich um eine 3,5 prozentige Wohnungsstichprobe des Originalmaterials des Mikrozensus 2010. Das heißt es werden 11.494 Haushalte bzw. 23.374 Personen und 428 der eigentlich 828 Variablen in dem Campus File einbezogen (Statistische Ämter des Bundes und der Länder, 2016).

3.2. Vorgehen bei der Datenauswertung

Die Aufbereitung der Daten des Mikrozensus 2010 erfolgte mit der Statistiksoftware IBM SPSS Statistics Version 23. Für die graphische Aufbereitung der Daten wurde unterstützend das Programm Microsoft Excel 2016 verwendet. Von den im Campus File enthaltenen 428 Variablen wurden für diese Arbeit 12 Variablen genutzt und mithilfe unterschiedlicher SPSS Syntax Befehle bearbeitet. Besonders wichtig zur Beantwortung der Fragestellung waren die Variablen, die sich mit der Arbeitsunfähigkeit, der Bildung und den Berufen der Beschäftigten beschäftigen. Dazu zählen vor allem die Variablen EF29 „Erwerbstyp", EF137 „Wirtschaftszweig", EF136 „Beruf (1. Erwerbstätigkeit)" zur Bestimmung der Berufe, die Variablen EF85 „Grund für Nichtarbeit in der letzten Woche" und EF86 „Dauer der Unterbrechung" zur Feststellung der Arbeitsunfähigkeit der Befragten. Ergänzend dazu die Variablen EF310 „Höchster allgemeiner Schulabschluss", EF312 „Höchster beruflicher Ausbildungs- oder Hochschul-/Fachhochschulabschluss" und EF436 „Höhe des Nettoeinkommens im letzten Monat (je Haushaltsmitglied)" zur Erläuterung des sozioökonomischen Status. Da die Variable EF85 mehrere Gründe für Nichtarbeit enthielt wurden nur die Fälle gezählt, die wegen Krankheit oder Unfall bei der Arbeit fehlten. Dafür wurde die neue Variable 85_1 erstellt. Zusätzlich wurde das Alter der Befragten in die Altersgruppen <15 Jahre, 16-30 Jahre, 31-45 Jahre, 46-60 Jahre, 61-75 Jahre, 76-90 Jahre, >90 Jahre kategorisiert. Ebenfalls neu kategorisiert wurde die Variable EF436 „Nettoeinkommen", da die Kategorien zu kleinschrittig waren. Aus den 18 ursprünglichen Kategorien entstanden fünf neue Einkommenskategorien. Bei der Variable EF136 und EF137 wurden nur die Berufsgruppen von Interesse herausgefiltert, bzw. die Berufe ausgeschlossen die nur minimale Ergebnisse in Bezug auf Arbeitsunfähigkeit ergaben. Gleiches gilt für die Variablen EF310 und EF312 bei der nur die bekanntesten Schul-/Berufsabschlüsse einbezogen wurden.

Das wichtigste Analysewerkzeug stellen in dieser Arbeit Kreuztabellen dar, da mithilfe dieser die Ausprägungen zweier Variablen miteinander verglichen werden konnten. Es folgt die Darstellung der Auswertungen aus dem Mikrozensus 2010.

4. Ergebnisse der Analysen des Mikrozensus

Der Ergebnisteil gliedert sich in vier Teile. In dem ersten Abschnitt werden zunächst allgemeine Information über die Befragten, die von Interesse sind, aufgeführt. Im zweiten Teil wird es um die Arbeitsunfähigkeit bei Beschäftigten in bestimmten Alterskategorien gehen während sich der dritte Abschnitt mit den Auswirkungen des sozioökonomischen

Status auf die Arbeitsunfähigkeit beschäftigt. Im vierten und letzten Abschnitt wird die Arbeitsunfähigkeit in bestimmten Berufsgruppen untersucht.

4.1. Allgemeine Informationen über die Befragten

Von den 23.374 Befragten Personen waren 48,2 % männlich und 51,8 % weiblich. Dabei waren 14 % unter 15 Jahre, 16,8 % zwischen 16 und 30 Jahren, 20 % zwischen 31 und 45 Jahre, 22,7 % zwischen 46 und 60 Jahren, 18,2 % zwischen 61 und 75 Jahren, 7,8 % zwischen 76 und 90 Jahren und 0,5 % über 90 Jahre. Unter den Geschlechtern war die Verteilung gleichmäßig. Lediglich bei den älteren Personen zwischen 61 und 90 Jahren ließen sich größere Abstände zwischen Frauen und Männern erkennen.

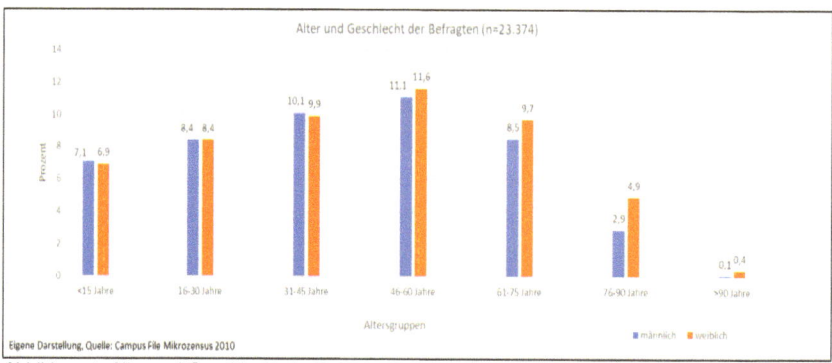

Abbildung 1: Alter und Geschlecht der Befragten

Insgesamt gaben 47,6 % der Befragten an erwerbstätig zu sein. Die meisten Erwerbstätigen fanden sich in der Gruppe der 46- bis 60- Jährigen (17,6 %) gefolgt von den 31- bis 45-Jährigen mit 16,7 %. 10,5 % der 16- bis 30-Jährigen waren ebenfalls erwerbstätig. Auf die anderen Altersgruppen verteilten sich nur minimale Erwerbstätigkeitsquoten.

Tabelle 1: Erwerbstätige Personen nach Altersgruppen (in %)

Erwerbstätige Personen nach Altersgruppen (in %)	
Altersgruppen	Erwerbstätige Personen
<15 Jahre	0,1
16-30 Jahre	10,5
31-45 Jahre	16,7
46-60 Jahre	17,6
61-75 Jahre	2,6
76-90 Jahre	0,1
>90 Jahre	0,0
Eigene Darstellung, Quelle: Campus File Mikrozensus 2010	

Am häufigsten arbeiteten die Befragten im verarbeitenden Gewerbe (19,9 %). 13,5 % arbeiteten im Handel oder reparierten Kraftfahrzeuge. An dritter Stelle folgte das Gesundheits- und Sozialwesen (12,6 %). 7,4 % waren in der öffentlichen Verwaltung beschäftigt, sowie 6,4 % im Bereich Erziehung und Unterricht. Weitere Branchen waren das Baugewerbe (6,2 %) und Verkehr und Lagerei (5,1 %). 5,0 % der Befragten erbrachten wissenschaftliche, technische oder wirtschaftliche Dienstleistungen. 3,6 % arbeiteten im Gastgewerbe oder im Bereich der Finanzdienstleistungen. Andere Branchen, wie in Tabelle 2 ersichtlich, waren nur minimal vertreten.

Tabelle 2: Beschäftigte nach Wirtschaftszweigen

Anzahl der Beschäftigten nach Wirtschaftszweigen		
	Prozent	Anzahl
Land- und Forstwirtschaft, Fischerei	1,6	177
Bergbau und Gewinnung von Steinen und Erden	0,2	19
Verarbeitendes Gewerbe	19,9	2221
Energieversorgung	0,8	90
Wasserversorgung	0,6	68
Baugewerbe	6,2	693
Handel; Instandhaltung und Reparatur von Kraftfahrzeugen	13,5	1513
Verkehr und Lagerei	5,1	565
Gastgewerbe	3,6	405
Information und Kommunikation	3,0	338
Erbringung von Finanz- und Versicherungsdienstleistungen	3,6	404
Grundstücks- und Wohnungswesen	0,8	86
Erbringung von freiberuflichen, wissenschaftlichen und technischen Dienstleistungen	5,0	564
Erbringung von sonstigen wirtschaftlichen Dienstleistungen	5,0	556
Öffentliche Verwaltung, Verteidigung; Sozialversicherung	7,4	824
Erziehung und Unterricht	6,4	716
Gesundheits- und Sozialwesen	12,6	1407
Kunst, Unterhaltung und Erholung	1,4	153
Erbringung von sonstigen Dienstleistungen	2,8	313
Priv. Haushalte mit Hauspersonal	0,5	60
Exterritoriale Organisationen und Körperschaften	0,1	9
Eigene Darstellung, Quelle: Campus File Mikrozensus 2010		

4.2. Arbeitsunfähigkeit bei Beschäftigten bestimmter Altersgruppen

Insgesamt gaben 239 Personen (Gruppe AU) an in der letzten Woche (vor der Befragung) arbeitsunfähig gewesen zu sein. 322 Personen (Gruppe VA) konnten aufgrund einer Erkrankung nicht die übliche Arbeitszeit leisten (Abbildung 2). In Abbildung 2 lässt sich erkennen, dass Arbeitsunfähigkeit mit steigendem Alter zunimmt. Der Anteil der 46- bis 60- Jährigen an den arbeitsunfähigen Personen betrug 48,5 %. Gleichzeitig konnten 44,7 % der Arbeitsunfähigen dieser Altersgruppe aufgrund einer Krankheit nicht die normale Arbeitszeit leisten. Bei den 31 bis 45-Jährigen vielen 33,9 % von AU krankheitsbedingt aus und 33,5 % von VA konnten nur eine verminderte Arbeitsleistung erbringen. In der Gruppe der jüngeren Arbeitnehmer von 16 bis 30 Jahre waren hingegen nur 13,8 % von AU arbeitsunfähig und 16,8 % von VA leisteten eine verminderte Arbeitszeit. Bei den weniger relevanten (da häufig weniger erwerbstätige Personen in dieser Gruppe) 61 bis 75-Jährigen waren es 3,3 % von AU, die nicht arbeiteten und 4,7 % von VA die ihre Arbeitszeit reduzierten. Es lässt sich erkennen, dass Personen zwischen 31 und 60 Jahren die höchste Gefahr für eine Arbeitsunfähigkeit tragen.

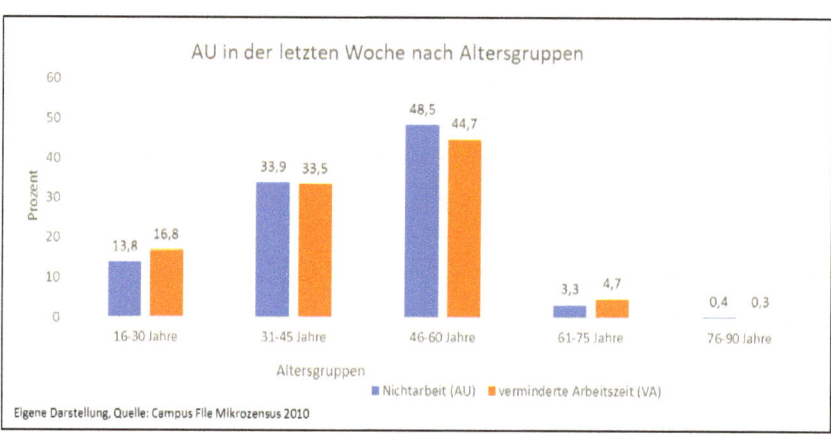

Abbildung 2: Arbeitsunfähigkeit in der letzten Woche nach Altersgruppen

Weitere Unterschiede zeigten sich in der Dauer der Arbeitsunfähigkeit (Abbildung 3). Insgesamt gaben 124 Personen (Gruppe L3) an, länger als drei Monate arbeitsunfähig zu sein. 555 Personen (Gruppe K3) gaben an, dass ihre Arbeitsunfähigkeit weniger als drei Monate dauerte. Vor allem die Gruppe der 31- bis 45-Jährigen wies 59,7 % der Arbeitsunfähigkeiten auf, die länger als drei Monate dauerten. Gefolgt von den 16- bis 30-Jährigen, bei denen 33,9 % von L3 länger als drei Monate arbeitsunfähig waren. In den Gruppen 46 bis 60 Jahre und 61 bis 75 Jahre waren es nur 3,2 % bzw. 2,4 % von L3. Bei den unter 15-Jährigen waren nur 0,8 % von L3 langfristig arbeitsunfähig. Bei den kurzzeitigen Arbeitsunfähigkeiten (unter drei Monaten) führte weiterhin die Gruppe der 46- bis 60-Jährigen mit 36,4 % von K3. Kurz dahinter folgten die 31- bis 45-Jährigen mit 35 % von K3 und anschließend die 16- bis 30-Jährigen (22,5 % von K3). Weit abgeschlagen lagen die 61- bis 75-Jährigen mit 6,1 % von K3.

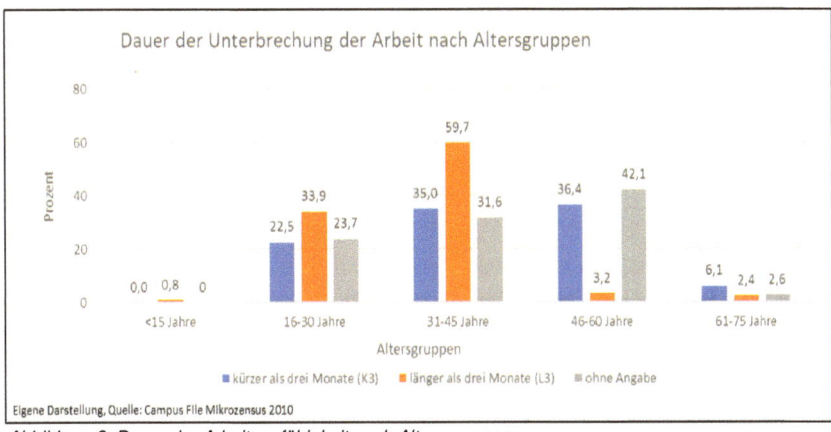

Abbildung 3: Dauer der Arbeitsunfähigkeit nach Altersgruppen

4.3. Arbeitsunfähigkeit und sozioökonomischer Status der Beschäftigten

Im Folgenden werden die vier Schulabschlüsse Hauptschul-, Realschul-, Fachhochschulabschluss und Abitur in Bezug auf die Arbeitsunfähigkeit betrachtet (Abbildung 4). 38,9 % von AU hatten einen Haupt- oder Volksschulabschluss und waren in der letzten Woche vor der Befragung arbeitsunfähig. An zweiter Stelle lagen Personen mit einem Realschulabschluss (27,4 % von AU). 15,8 % der Arbeitsunfähigen besaßen eine allgemeine Hochschulreife. Den niedrigsten Krankenstand gab es bei Personen mit einer Fachhochschulreife (6,0 % von AU). Damit weist die Gruppe mit dem geringsten Bildungsgrad die höchste Anzahl arbeitsunfähiger Personen auf. Hauptschüler waren mehr als sechs Mal häufiger arbeitsunfähig als Absolventen der Fachhochschule und mehr als doppelt so häufig wie Abiturienten. Die Zahl arbeitsunfähiger Personen mit höherem Bildungsgrad ist somit deutlich geringer als bei einem niedrigen Bildungsgrad.

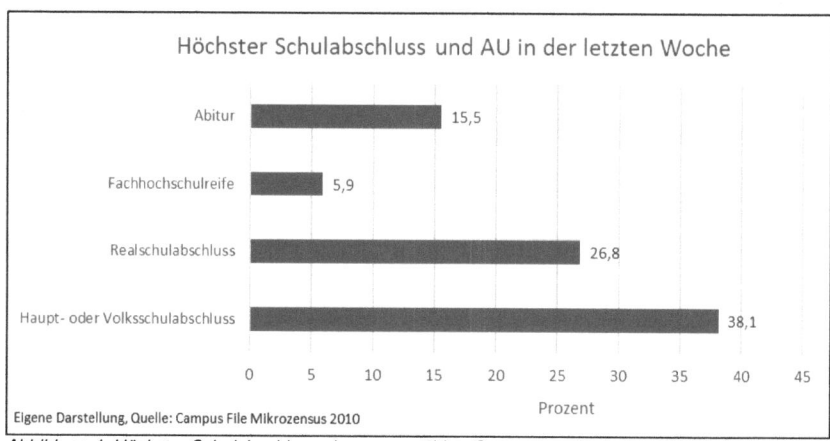

Abbildung 4: Höchster Schulabschluss vier ausgewählter Gruppen und Arbeitsunfähigkeit

In Abbildung 5 lässt sich deutlich erkennen, dass Personen mit höherem Abschluss bzw. höherem Bildungsgrad weniger von Arbeitsunfähigkeit betroffen waren. Nur 0,4 % mit einer Promotion und 2,9 % mit einem Universitätsabschluss der Gruppe AU waren in der letzten Woche arbeitsunfähig. Im Mittelfeld lagen mit 5,0 % bzw. 5,4 % von AU, Beschäftigte mit einem Fachhochschulabschluss oder einer Meisterausbildung. Die am stärksten betroffene Gruppe war die, zu der Personen mit einer Berufsausbildung gehörten. 66,5 % der Arbeitsunfähigkeiten entfielen auf diese Gruppe. Damit machten Personen mit einer Berufsausbildung den Großteil der Arbeitsunfähigkeiten der letzten Woche aus.

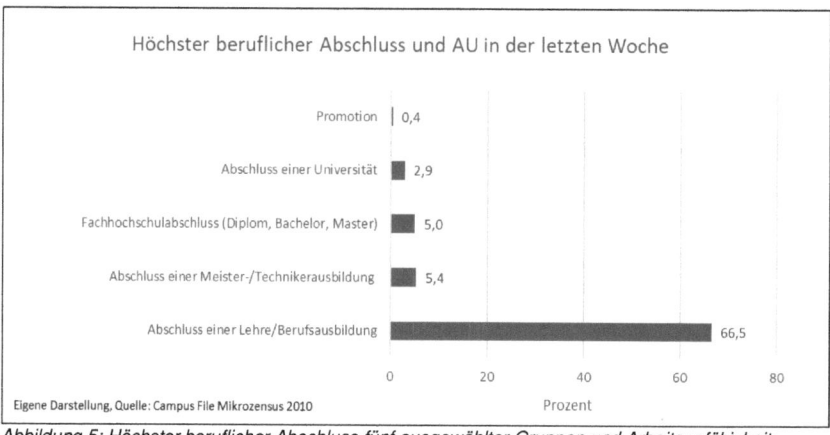

Abbildung 5: Höchster beruflicher Abschluss fünf ausgewählter Gruppen und Arbeitsunfähigkeit

12

Ähnliche Erkenntnisse wie bei der Schulausbildung und dem höchsten Berufsabschluss zeigten sich auch bei dem Nettoeinkommen pro Person (Abbildung 6). Bei 25,1 % der arbeitsunfähigen Personen der letzten Woche lag das Nettoeinkommen zwischen 0 und 900 Euro. Am häufigsten arbeitsunfähig waren mit 46,5 % der Gruppe AU Beschäftigte in der Gehaltsgruppe zwischen 900 und 2000 Euro. Diese machten somit den größten Anteil aus. Nach dieser Spitze in der Grafik (Abbildung 6) fiel die Zahl der arbeitsunfähigen Personen stark ab. In der Gehaltsgruppe zwischen 2000 und 2900 Euro waren nur noch ca. halb so viele Personen (19,2 % von AU) arbeitsunfähig. Bei einem noch höheren Einkommen zwischen 2900 und 4000 Euro galten nur noch 2,9 % von AU als arbeitsunfähig, während nur 1,2 % von AU mit einem Einkommen zwischen 4000 und 5000 Euro erkrankt waren. Personen, die ein niedriges monatliches Einkommen aufweisen, erkrankten somit häufiger als Personen höherer Gehaltsklassen.

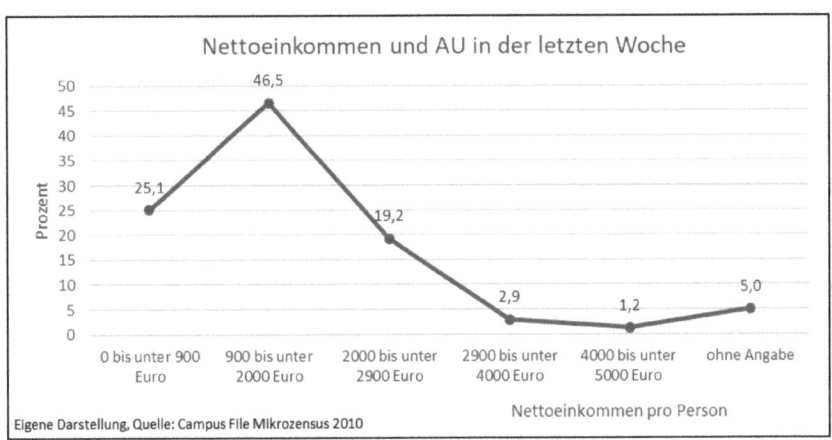

Abbildung 6: Nettoeinkommen und Arbeitsunfähigkeit

4.4. Arbeitsunfähigkeit in bestimmten Berufsgruppen

In Bezug auf bestimmte Wirtschaftszweige ließen sich einige Bereiche identifizieren, in denen die Arbeitsunfähigkeit höher war als in anderen (Abbildung 7). Die höchste Arbeitsunfähigkeit der letzten Woche lag mit 23,8 % von AU bei dem verarbeitenden Gewerbe. Ebenfalls stark von Arbeitsunfähigkeit betroffen war das Gesundheits- und Sozialwesen mit 15,5 % von AU. An dritter Stelle lag der Bereich Handel und Kraftfahrzeugreparatur, bei dem in der letzten Woche 13,4 % von AU als arbeitsunfähig galten. Die öffentliche Verwaltung wies 8,4 % Arbeitsunfähigkeiten auf. Mit deutlich weniger arbeitsunfähigen Personen als auf Platz 1 folgten die Wirtschaftszweige Verkehr und Lagerei sowie das Baugewerbe mit je 5,9 % von AU. Im wirtschaftlichen

Dienstleistungsbereich waren es noch 4,6 % von AU, bei Erziehung und Unterricht 4,2 % von AU. Danach verteilten sich einzelne Personen auf unterschiedliche Wirtschaftszweige. Am stärksten von Arbeitsunfähigkeit betroffen, waren somit Personen im Niedriglohnsektor sowie Personen die stark körperlich arbeiteten.

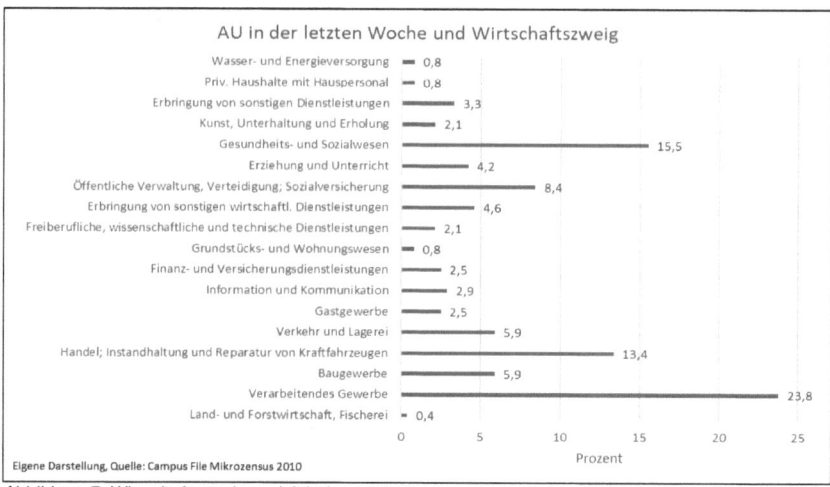

Abbildung 7: Wirtschaftszweig und Arbeitsunfähigkeit

Eine etwas veränderte Verteilung ergab sich bei der Dauer der Arbeitsunfähigkeit und dem Wirtschaftszweig (Abbildung 8). 124 Personen (L3) waren länger als 3 Monate arbeitsunfähig. An erster Stelle bei der Dauer der Arbeitsunfähigkeit lag das Gesundheits- und Sozialwesen mit 23,4 % von L3. Das verarbeitende Gewerbe folgte hier an zweiter Stelle mit 11,3 % von L3. Ebenfalls von einer Langzeitarbeitsunfähigkeit betroffen war der Wirtschaftszweig Erziehung und Unterricht mit 10,5 % von L3. Im Handel/ Kraftfahrzeugreparatur waren es 9,7 % von L3, bei der Erbringung freiberuflicher Dienstleistungen 8,9 % von L3, in der öffentlichen Verwaltung 8,1 % von L3 und bei Verkehr und Lagerei noch 6,5 % von L3.   In den anderen Branchen war Langzeitarbeitsunfähigkeit weniger verbreitet. Das Gesundheitswesen wies im Bereich Langzeitarbeitsunfähigkeit einen deutlichen Abstand zu den anderen Wirtschaftszweigen auf. 555 Personen (K3) waren weniger als drei Monate arbeitsunfähig. Richtet man hier den Blick auf die Arbeitsunfähigkeitszahlen generell, ergibt sich eine ähnliche Reihenfolge wie bei der Arbeitsunfähigkeit in der letzten Woche (Abbildung 7). An erster Stelle stand das verarbeitende Gewerbe (18,9 % von K3), an zweiter Stelle der Handel (11,7 % von

K3), an dritter Stelle das Gesundheits- und Sozialwesen (11,5 % von K3) und an vierter
Stelle Erziehung und Unterricht (11,2 % von K3).

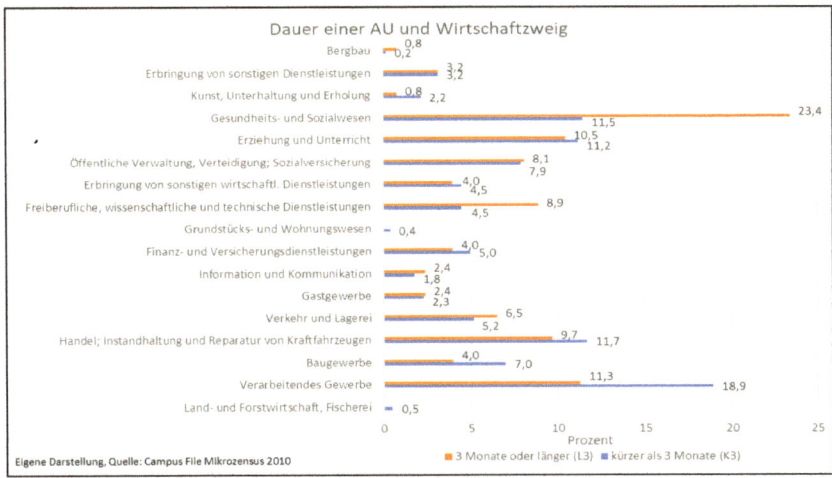

Abbildung 8: Wirtschaftszweig und Dauer einer Arbeitsunfähigkeit

Detaillierter lassen sich auch bestimmte Berufe identifizieren, die besonders anfällig für
Arbeitsunfähigkeit sind (Abbildung 9). Dazu wurden die am häufigsten betroffenen Berufe
zusammengefasst. An erster Stelle standen die Kraftfahrzeugführer mit 5,9 % der
Arbeitsunfähigkeiten in der letzten Woche. Dicht gefolgt von den Haushaltshilfen mit 5,5
% von AU. In den Pflegeberufen waren es 4,6 % von AU, die krankheitsbedingt ausfielen.
Maschinenmechaniker und Ladenverkäufer wiesen je 3,8 % von AU vor. An fünfter Stelle
lagen mit 3,4 % von AU Hilfsarbeiter in der Fertigung, Sicherheitsbedienstete,
Büroangestellte und Fachkräfte der öffentlichen Verwaltung.

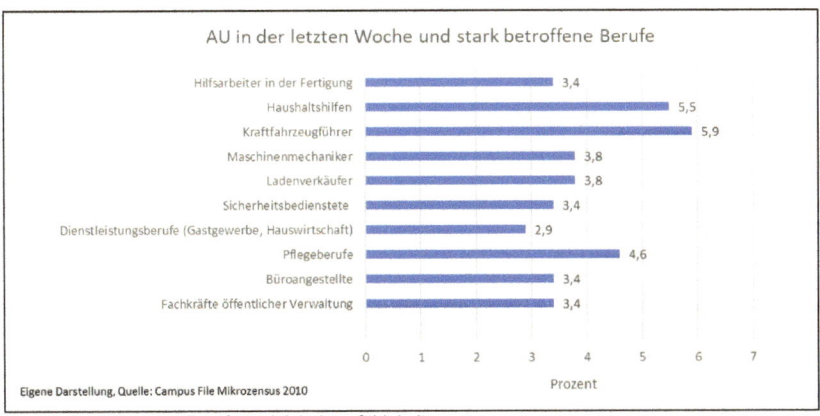

Abbildung 9: Einzelne Berufe und Arbeitsunfähigkeit

Eine ähnliche Tendenz wie bei der Arbeitsunfähigkeit gab es bei den Arbeitsverhältnissen, die aus gesundheitlichen Gründen beendet wurden und den Wirtschaftszweigen (Abbildung 10). Insgesamt gaben 1159 Personen (Gruppe RG) ihre letzte Tätigkeit aus gesundheitlichen Gründen auf.   Am häufigsten taten dies Personen aus dem verarbeitenden Gewerbe (23,9 % von RG). An zweiter Stelle lagen Beschäftigte aus dem Handel/Kraftfahrzeugreparatur mit 14,5 % von RG, gefolgt von Personen des Baugewerbes mit 8,8 % vorzeitig beendeten Arbeitsverhältnissen. Im Gesundheits- und Sozialwesen beendeten 8,6 % von RG ihre Beschäftigung, dicht gefolgt von der öffentlichen Verwaltung (8,3 % von RG). Im Bereich Verkehr und Lagerei wurden 7,6 % der Arbeitsverhältnisse aus gesundheitlichen Gründen beendet. Deutlich weniger Ruhestände aus gesundheitlichen Gründen gab es bei der Berufsgruppe Erziehung und Unterricht (4,9 % von RG), wirtschaftlichen Dienstleistungen (4,2 % von RG), der Land- und Forstwirtschaft mit 3,5 % von RG oder dem Gastgewerbe (3,4 % von RG). Die restlichen Personen verteilten sich auf die unterschiedlichen noch nicht erwähnten Sektoren.

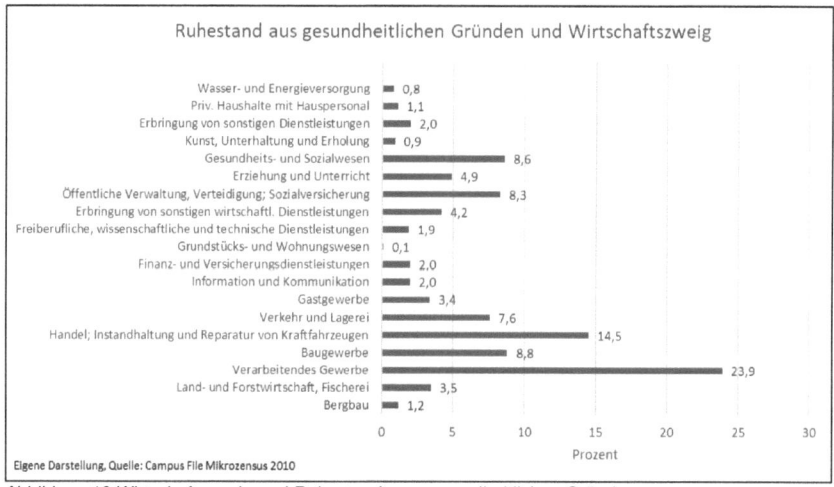

Abbildung 10:Wirtschaftszweig und Ruhestand aus gesundheitlichen Gründen

Nun folgt eine Diskussion der herausgearbeiteten Ergebnisse des Mikrozensus 2010.

5. Diskussion der Ergebnisse

Anhand der Ergebnisse lässt sich deutlich erkennen, dass es Unterschiede bei bestimmten Berufstätigen gibt. In Bezug auf das Alter unterschieden sich die Ergebnisse des Mikrozensus von den Daten der Krankenkassen. Während bei den GKV Mitgliedern jüngere Mitglieder häufiger, ältere dafür länger arbeitsunfähig waren, zeigte sich im

Mikrozensus eine andere Verteilung. Hier lag die Arbeitsunfähigkeit der letzten Woche sowie die verminderte Arbeitsleistung bei älteren Beschäftigten deutlich höher als bei jüngeren. Lediglich bei der Dauer der Arbeitsunfähigkeit lagen auch im Mikrozensus die jüngeren Altersgruppen weiter vorne. Das Alter hat somit einen Einfluss auf die Krankheitsdauer und die Krankheitshäufigkeit. Gleiches gilt für den sozioökonomischen Status von Beschäftigten. Menschen mit einem geringeren Schulabschluss sowie einem geringeren beruflichen Abschluss waren häufiger arbeitsunfähig als solche mit einem höheren Sozialstatus. Diese Erkenntnis besteht sowohl in der Literatur als auch im Mikrozensus 2010. Der Sozialstatus bzw. die Tatsache welchen Beruf man ausübt, hat somit einen Einfluss auf die Arbeitsunfähigkeit von Beschäftigten. Dies zeigte auch die Auswertung des Nettoeinkommens. Beschäftigte mit einem geringen Nettoeinkommen waren in der Woche vor der Befragung häufiger arbeitsunfähig als solche mit einem hohen Einkommen. Ebenfalls beeinflusst wurde die Arbeitsunfähigkeit von dem Wirtschaftszweig in dem Personen beschäftigt waren. Es zeigte sich deutlich, dass Beschäftigte aus Berufen, die stark körperlich belastend sind bzw. handwerklich ausgeübt werden oder fertigende Tätigkeiten enthalten, häufiger von Arbeitsunfähigkeit betroffen waren. So war vor allem das verarbeitende Gewerbe besonders stark betroffen ebenso wie das Gesundheitswesen oder der Handel. In diesen Berufsgruppen war die Arbeitsunfähigkeit aber nicht nur besonders häufig, sondern auch besonders lang. Diese Ergebnisse bestätigten auch die Krankenkassen. Die Tatsache, dass diese Berufsgruppen stärker von Arbeitsunfähigkeit betroffen sind, hat auch Folgen für den Ruhestand. In den selbigen Berufszweigen war die Anzahl der beendeten Arbeitsverhältnisse aufgrund gesundheitlicher Beschwerden besonders hoch.

Im Rahmen dieser Ausarbeitung sind jedoch einige Limitationen zu beachten. In der Ausarbeitung wurden lediglich deskriptive Statistiken miteinbezogen, für eine ausführliche Analyse müssten weitere induktive Statistiken herangezogen werden, um z.B. die Signifikanz zwischen der Arbeitsunfähigkeit und der Berufsgruppe zu überprüfen. Auf dies wurde, aufgrund des geringen Seitenkontingents, verzichtet. Zusätzlich werden im Mikrozensus nur bedingt Informationen zu Krankheiten und Arbeitsunfähigkeit bereitgestellt. Die Arbeitsunfähigkeitszahlen beziehen sich lediglich auf die letzte Woche vor der Befragung, die Dauer der Arbeitsunfähigkeit hingegen allgemein auf zurückliegende Arbeitsunfähigkeiten. Des Weiteren werden keine Gründe für die Arbeitsunfähigkeit angegeben. Diese wären aber von Bedeutung, um einen Bezug zu dem ausgeübten Beruf und den Belastungen herzustellen. Daher musste auch auf Literatur der deutschen Krankenkassen zurückgegriffen werden, um die Ergebnisse einzuordnen.

Zusätzlich ist der Campus File des Mikrozensus bereits neun Jahre alt und umfasst nur einen Teil der Daten des eigentlichen Mikrozensus. Die Repräsentativität könnte daher eingeschränkt sein. Inwieweit die Zahlen heute noch aktuell sind, lässt sich nur bedingt feststellen. Im Vergleich mit der Literatur lassen sich jedoch deutliche Übereinstimmungen erkennen. Nachfolgend wird nun ein abschließendes Fazit verfasst.

6. Fazit und Ausblick

Die Ausarbeitung zeigt, dass die Berufsgruppe das heißt Alter, Sozialstatus und Wirtschaftszweig Auswirkungen auf die Arbeitsunfähigkeit hat. Um auf die Fragestellung dieser Arbeit zurückzukommen, lässt sich sagen, dass vor allem die Berufsgruppen besonders gefährdet sind, die einen geringen Sozialstatus haben und einer Tätigkeit nachgehen, die körperlich anstrengend und weniger gut bezahlt ist. Vor allem das verarbeitende Gewerbe lag in allen Statistiken weit vorne. Eine gute Schulbildung und ein hoher beruflicher Abschluss schützen somit auch in gewisser Weise vor Krankheit und frühzeitigem Ausscheiden aus dem Berufsleben. Die Ergebnisse lassen somit den Schluss zu, dass Differenzen im Krankenstand u.a. auf die Bildung zurückzuführen sind. In allen Auswertungen waren es hauptsächlich einkommensschwache Beschäftigte aus unteren Berufsgruppen, die anfällig für eine kurz- oder langfristige Arbeitsunfähigkeit waren. Diese Ergebnisse könnten damit zusammenhängen, dass höher gebildete Menschen sich gesundheitsbewusster verhalten und einen besseren Zugang zu Gesundheitsleistungen haben. Zusätzlich haben sie mehr Handlungsspielraum und erhalten für ihre Leistungen häufiger mehr Gehalt, Anerkennung oder Wertschätzung. Gleichzeitig sind die Risiken für gesundheitsschädliches Verhalten wie Rauchen, Bewegungsmangel oder Übergewicht für einkommensschwache Gruppen deutlich erhöht. Hinzu kommen höhere Arbeitsbelastungen und eine größere Gefahr für Arbeitsunfälle (Badura et al., 2018). Ein gutes betriebliches Gesundheitsmanagement für bestimmte, stark gefährdete Berufsgruppen ist daher von großer Bedeutung. Nur wenn die Risikofaktoren geringgehalten werden und ausreichend Gesundheitsförderung betrieben wird können längere Arbeitsunfähigkeiten vermieden werden.

Literaturverzeichnis

Badura, B., Ducki, A., Schröder, H., Klose, J., & Meyer, M. (2018). *Fehlzeiten-Report 2018*. Berlin, Heidelberg: Springer Berlin Heidelberg. https://doi.org/10.1007/978-3-662-57388-4

Brenscheidt, S., Siefer, A., Hinnenkamp, H., & Hünefeld, L. (2018). *Arbeitswelt im Wandel*. Dortmund. https://doi.org/10.21934/baua:praxis20180131

Bundesministerium für Arbeit und Soziales. (2014). *Sicherheit und Gesundheit bei der Arbeit*. Dortmund.

Bundesministerium für Arbeit und Soziales (2017). *Sicherheit und Gesundheit bei der Arbeit - Berichtsjahr 2017*. Dortmund. https://doi.org/10.21934/baua:bericht20181212

Bundesministerium für Gesundheit (2018). *Gesetzliche Krankenversicherung. Vorläufige Rechnungsergebnisse. 1-4 Quartal 2018*. Verfügbar unter: https://www.bundesgesundheitsministerium.de/fileadmin/Dateien/3_Downloads/Statist iken/GKV/Finanzergebnisse/KV45_1-4_Quartal_2018.pdf zuletzt geprüft am: 09.09.2019

Burggraf, M. H. (2016). Zur Interaktion von Minderung der Erwerbsfähigkeit, Invalidität und Arbeitsunfähigkeit [On the Interaction between Loss of Earnings, Disability and Inability to Work]. *Klinische Monatsblätter fur Augenheilkunde, 233*(2), 179–181. https://doi.org/10.1055/s-0041-108058

Burr, H., Kersten, N., Kroll, L., & Hasselhorn, H. M. (2013). Selbstberichteter allgemeiner Gesundheitszustand nach Beruf und Alter in der Erwerbsbevölkerung [Self-rated general health by occupation and age in the working population in Germany]. *Bundesgesundheitsblatt, Gesundheitsforschung, Gesundheitsschutz, 56*(3), 349–358. https://doi.org/10.1007/s00103-012-1645-6

Du Prel, J.-B., March, S., Schröder, H., & Peter, R. (2015). Berufliche Gratifikationskrisen und Arbeitsunfähigkeit in Deutschland : Querschnittsergebnisse aus der lidA(leben in der Arbeit)-Studie [Occupational gratification crisis and sickness absence in Germany: Cross-sectional results from the lidA-study]. *Bundesgesundheitsblatt, Gesundheitsforschung, Gesundheitsschutz, 58*(9), 996–1004. https://doi.org/10.1007/s00103-015-2207-5

Gabler Wirtschaftslexikon. Arbeitsunfähigkeit. Verfügbar unter: http://wirtschaftslexikon.gabler.de/Definition/arbeitsunfaehigkeit.html zuletzt geprüft am: 09.09.2019

IGES Institut (2018). *DAK- Gesundheitsreport 2018*.

Lampert, T., Kroll, L. E., Lippe, E. von der, Müters, S., & Stolzenberg, H. (2013). Sozioökonomischer Status und Gesundheit : Ergebnisse der Studie zur Gesundheit Erwachsener in Deutschland (DEGS1) [Socioeconomic status and health: results of the German Health Interview and Examination Survey for Adults (DEGS1)]. *Bundesgesundheitsblatt, Gesundheitsforschung, Gesundheitsschutz, 56*(5-6), 814–821. https://doi.org/10.1007/s00103-013-1695-4

Peter, R., & Hasselhorn, H. M. (2013). Arbeit, Alter, Gesundheit und Erwerbsteilhabe: Ein Modell [Work, age, health, and work participation. A theoretical model]. *Bundesgesundheitsblatt, Gesundheitsforschung, Gesundheitsschutz, 56*(3), 415–421. https://doi.org/10.1007/s00103-012-1615-z

Pohrt, A., Seiffert, I., & Möhner, M. (2012). Zusammenhang von Arbeitsunfähigkeit und arbeitsbedingten psychischen Faktoren. *Prävention und Gesundheitsförderung, 7*(4), 286–294. https://doi.org/10.1007/s11553-012-0359-9

Schlick, C., Luczak, H., & Bruder, R. (2010). *Arbeitswissenschaft.* Heidelberg: Springer. verfügbar unter: http://site.ebrary.com/lib/alltitles/docDetail.action?docID=10361974

Statistische Ämter des Bundes und der Länder (2016). Mikrozensus. Campus File. verfübar unter: https://www.forschungsdatenzentrum.de/de/10-21242-12211-2010-00-00-5-1-0 zuletzt geprüft am: 09.09.2019

Statistisches Bundesamt (2018). Erwerbstätigkeit. verfügbar unter: https://www.destatis.de/DE/Themen/Arbeit/Arbeitsmarkt/Erwerbstaetigkeit/_inhalt.html#sprg230598 zuletzt geprüft am: 09.09.2019

Statistisches Bundesamt (2019). *Mikrozensus 2018.* Wiesbaden.

Storm, A., Marschall, J., Hildebrandt-Heene, S., Sydow, H., & Nolting, H.-D. (Eds.). (2017). *Beiträge zur Gesundheitsökonomie und Versorgungsforschung: Band 16. Gesundheitsreport 2017: Analyse der Arbeitsunfähigkeitsdaten.* Heidelberg: medhochzwei Verlag GmbH.

Techniker Krankenkasse (2018). *Gesundheitsreport 2018 - Arbeitsunfähigkeiten.*

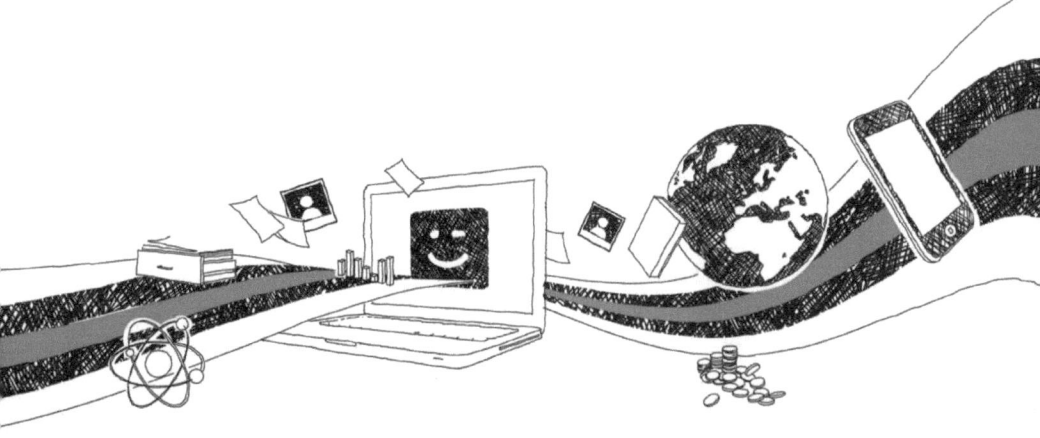
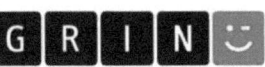